ANALYSE DU SUC GASTRIQUE

VARIATIONS

DU

CHIMISME D'UN ESTOMAC

Par le Docteur FRÉMONT

MÉDECIN DE L'HOPITAL THERMAL A VICHY

Ancien préparateur et lauréat de la Faculté de Médecine de Paris.
Ancien interne-lauréat des hôpitaux de Paris
Médaille d'argent des eaux minérales décernée par l'Académie.
Médaille de bronze de l'Assistance publique de Paris.
Membre de la Société anatomique, etc.

PARIS

G. MASSON, ÉDITEUR

Libraire de l'Académie de médecine

120, BOULEVARD SAINT-GERMAIN

1892

ANALYSE DU SUC GASTRIQUE

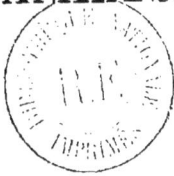

VARIATIONS

DU

CHIMISME D'UN ESTOMAC

Par le Docteur FRÉMONT

MÉDECIN DE L'HOPITAL THERMAL DE VICHY

Ancien préparateur et lauréat de la Faculté de Médecine de Paris
Ancien interne-lauréat des hôpitaux de Paris
Médaille d'argent des eaux minérales décernée par l'Académie
Médaille de bronze de l'Assistance publique de Paris
Membre de la Société anatomique, etc.

PARIS

G. MASSON, ÉDITEUR

Libraire de l'Académie de médecine

120, BOULEVARD SAINT-GERMAIN

—

1892

DU MÊME AUTEUR

Les Eaux potables de Vichy (1886).

Action de l eau de Vichy sur la nutrition, couronné par l'Académie de Medecine de Paris (G. Steinheil, 1887).

Des Micro-organismes des Eaux minérales de Vichy. (Académie de Médecine, 3 avril 1888).

Action des diatases des bactéries, contenues dans les sources de la Grande-Grille et de l'Hopital de Vichy, sur les Albuminoïdes. (Soc. de Biologie, 7 avril 1888).

De quelques variétés de Tumeurs congénitales de l'ombilic et plus spécialement des tumeurs adénoïdes diverticulaires (en collaboration avec M. le professeur Lannelongue). *Archives générales de Médecine,* janvier 1884).

De la pleurésie à signes pseudo-cavitaires, couronné par la Faculté de Médecine de Paris (Paris, chez Asselin et Houzeau, 1885).

Cancer primitif du Péritoine. (In *Bulletin de la Société anatomique,* 1882).

Note sur le Traitement du Prolapsus du rectum par la méthode de Duchenne de Boulogne. (In *Bulletin de la Société clinique,* 1881).

Invagination intestinale. sortie par l'anus du bout invaginé, réduction, guérison. (In *Bulletin de la Société clinique,* 1884).

Purpura hémorrhagique : dilatation énorme des capillaires au nivau des taches, globules rouges plus volumineux. (InTh. Agrég. du Dr Du Castel, 1883).

Lavements d'eau de Vichy dans les affections du foie avec dilatation de l'estomac. (In *Bul. Soc. d'hydrologie de Paris,* 1899).

Vichy. Indications et contre-indications (G. Steinheil, 1889).

Nutrition chez les diabétiques, ses modifications par les Alcalins, 1891, couronné par l'Académie de Médecine de Paris.

Diabète (Essai de thérapeutique physiologique).

Azotométrie : évaluation rapide de l'azote en urée. *Société d'hydrologie médicale de Paris,* 1892.)

Deux cas d'hépatite chronique alcoolique suivis de guérison. (*Société de Médecine de Paris,* mars 1892).

ANALYSE DU SUC GASTRIQUE

VARIATIONS DU CHIMISME D'UN ESTOMAC[1]

En 1888 j'ai vu appliquer pour la première fois le réactif de Gunsburg à la recherche de l'acide chlorhydrique libre du suc gastrique, dans le service de M. le professeur Germain Sée à l'Hôtel-Dieu. Depuis, mon cher maître M. Albert Robin, a bien voulu m'enseigner ses procédés d'analyse du suc gastrique. Enfin, M. le professeur Hayem, m'a permis d'apprendre son procédé d'analyse du suc gastrique, sous la direction de mon ami M. Winter.

Avant de parler de mes propres recherches, je tiens à remercier ces maîtres de leur bienveillance et à leur exprimer ma profonde reconnaissance.

Gunzburg a montré qu'un mélange de phloroglucine et de vaniline prenait une coloration rouge en présence d'acide chlorhydrique libre, il a proposé d'employer cette réaction pour déceler l'acide chlorhydrique libre du suc gastrique.

M. le professeur Germain Sée a fait une excellente étude de ce réactif (Bulletin de l'Académie de méde-

(1) Présenté à la Société médicale des hôpitaux de Paris : séance du 29 avril 1892.

cine 1888) : Les maladies de l'estomac jugées par un nouveau réactif chimique.

Dans ce travail, il écrit : « La détermination exacte de la quantité d'acide ne paraît pas plus positive que pour les autres réactifs. La coloration vive se rapporte néanmoins toujours à une quantité approximativement plus marquée d'acide. »

J'ai cru pendant longtemps à l'exactitude de ce jugement du maître; actuellement je suis certain qu'il ne renferme qu'une partie de la vérité. *On peut avec le réactif de Gunzburg, évaluer la quantité d'acide chorhydrique libre aussi exactement que par un procédé chimique*, tel que le dosage par une liqueur alcaline ou de nitrate d'argent.

Mes recherches sur l'application de ce moyen ont été commencées dans mon laboratoire, à Vichy, au mois de septembre, elles ont été poursuivies et terminées dans le laboratoire de M. le professeur Bouchard.

La sensibilité du procédé est extrême; par lui on peut déceler dans un liquide des quantités infinitésimales d'acide chlorhydrique libre : par exemple un gramme d'acide dans deux cent mille d'eau. Cela était connu; mais j'ai constaté que ce procédé est encore d'une sensibilité très grande pour évaluer la quantité d'acide chlorhydrique que renferme un liquide.

Description du procédé :

Formule du réactif :
Phloroglucine	2 gr.
Vaniline	1 gr.
Alcool absolu	30 gr.

L'ancienneté du réactif modifie légèrement son action.

Il en résulte, qu'il est utile de préparer une assez grande quantité de réactif en une seule fois, pour que les résultats soient comparables.

Lorsqu'on fait agir une quantité déterminée de liquide renfermant de l'acide chlorhydrique avec du réactif de Gunzburg, si on chauffe jusqu'à l'évaporation, on obtient une coloration rouge plus ou moins intense, qui indique la présence de l'acide chlorhydrique. Si l'on opère de la même manière, avec une solution renfermant une quantité connue d'acide chlorhydrique et si les deux couleurs rouges sont semblables, leur comparaison permet d'évaluer la quantité d'acide chlorhydrique dans le premier liquide. Pour procéder rapidement, il faut avoir soin de faire une échelle, avec plusieurs liquides renfermant des quantités variées et connues d'acide chlorhydrique. De cette manière, il suffit, lorsqu'on a opéré sur du suc gastrique, de chercher à quelle couleur de l'échelle la réaction correspond, pour avoir immédiatement, après une opération qui ne demande pas plus d'une minute, la richesse du suc gastrique en acide chlorhydrique libre. Il faut donc pouvoir conserver intacte la couleur rouge obtenue par le réactif dans un liquide renfermant de l'acide chlorhydrique. Or cette couleur abandonnée à l'air pâlit peu à peu, et finit par disparaitre; le collodion, les vernis aux diverses essences, les fixatifs employés dans la peinture, altèrent cette couleur.

Il en est résulté qu'après bien des tentatives pour fixer cette réaction, j'étais sur le point de renoncer à ce procédé, lorsque je pensais à conserver la réaction entre deux plaques de verre parfaitement lutées.

CONDITIONS D'EXACTITUDE : *Il faut, et il suffit, que la
même quantité de liquide soit étendue sur une même
surface, et chauffée à une même température.*

Pour opérer avec les mêmes quantités du liquide à
analyser et du réactif, il suffit de compter les gouttes de
ces liquides avec *un compte-goutte qui est toujours le même
pour chacun deux* ; il faut avoir bien soin de *tenir toujours son compte-goutte parfaitement perpendiculaire*,
sous peine d'avoir des gouttes de volume différent.

Pour opérer sur des surfaces égales, il faut prendre
une lame de verre et la découper en lamelles parfaitement égales. Par exemple, on découpera la lame de
verre en lamelles ayant quatre centimètre et demi de
coté, et en lamelles ayant cinq centimètres de côté.
Lorsqu'on aura fait la réaction sur une lamelle de quatre
centimètres et demi, il suffira de la porter sur une
lame de 5 et de les lutter exactement pour que la réaction se conserve indéfiniment.

L'épaisseur suivant laquelle le liquide s'évapore sur
la lamelle modifie très notablement l'intensité de la
réaction ; il est donc nécessaire d'étendre uniformé-
menl le liquide à analyser mêlé avec le réactif, et de
les faire évaporer sur une surface parfaitement plane.

La température à laquelle la réaction se fait influence
la réaction, il faut donc opérer toujours à la même
température.

J'ai fait construire un appareil très simple, qui permet d'opérer dans les conditions requises. Il se compose d'un bain marie de 20 centimètres de diamètre sur dix de profondeur, soutenu par trois vis.
Un couvercle en cuivre épais est soudé et ferme le bain
marie : une cheminée de 10 centimètres de haut sur 2

de diamètre permet aux vapeurs de s'échapper.

On place un régulateur à mercure dans l'intérieur de cette cheminée, l'appareil étant rempli d'eau, on chauffe en faisant passer le gaz par le régulateur, jusqu'à ce qu'on ait obtenu la température désirée ; au moyen du régulateur on règle l'arrivée du gaz et la température reste constante.

Je me suis très bien trouvé d'opérer à la température de 87° ; plus bas l'opération est trop longue, et plus haut elle est trop rapide. Au moyen d'un niveau d'eau mobile placé au milieu du couvercle du bain-marie et faisant agir les vis on met celui-ci parfaitement horizontal ; cette opération est plus facile lorsque le bain n'est pas encore chaud. L'évaporation est troublée par les courants d'air ; pour les éviter, il suffit de faire un tube en papier de 20 centimètres de haut, avec lequel on entoure la lame de verre pendant l'évaporation.

Manière d'opérer. — *Préparation d'une échelle avec des liquides renfermant une quantité connue d'acide chlorhydrique.* On prépare des liquides contenant des quantités déterminées d'acide chlorhydrique par litre ; par exemple $\frac{1}{1000}$ $\frac{1}{2000}$ $\frac{1}{3000}$ etc., puisqu'on peut apprécier facilement l'acide chlorhydrique renfermé à la dose de 1 gramme pour 200,000 c'est-à-dire cinq milligrammes par litre. Bien entendu il n'est pas nécessaire de faire des liqueurs titrées jusqu'à cette limite extrême, il suffit d'avoir des liqueurs titrées dans les proportions qu'on rencontre habituellement dans les divers sucs gastriques ; c'est-à-dire comprises entre $\frac{2 \text{ gr.}}{1000}$ et $\frac{1}{10,000}$. De l'exactitude de ces solutions titrées dépend l'exactitude des analyses ; il faut donc établir leur titre très exactement. Pour cela on dosera la quantité d'acide chlorhydrique qu'elles renferment par litre, soit par une solution déci-normale de carbonate de soude, soit par une solution déci-normale de nitrate d'argent.

Pour préparer l'échelle colorée qui servira à établir la richesse en acide chlorhydrique des divers sucs gastriques, il ne reste plus qu'à agir de la manière suivante : pour chaque solution on met sur une lame un nombre déterminé de gouttes du liquide, avec 10 gouttes du réactif de Gunzburg ; on mélange intimement sur une lame de verre de 4 centimètres et demi. On place la lame sur le bain-marie porté préalablement à la température de 87°, on protège l'évaporation par le tube en papier ; lorsque l'évaporation est terminée, on enlève la lame et on la lute sur une lame de 5 centimètres de côté, on colle aux deux lames réunies un morceau de papier qui porte le titre de la solution employée, ainsi que le nombre de gouttes du liquide et du réactif qui ont servi à la préparation. Il est bon de faire deux échelles, l'une pour les liquides renfermant de $\frac{1\,gr.}{1000}$ à $\frac{1\,gr.}{4000}$ d'acide chlorhydrique et une pour les liquides renfermant de $\frac{1}{4000}$ $\frac{1}{10.000}$.

Pour faire la première, à 2 gouttes du liquide, on ajoute 8 gouttes d'eau distillée et 10 gouttes de réactif.

Pour faire la seconde, on emploie 10 gouttes du liquide et 10 gouttes de réactif. Avec deux échelles ainsi disposées, on peut évaluer en une minute la quantité d'acide chlorhydrique avec une exactitude supérieure aux divers procédés chimiques. En effet, lorsqu'on dose l'acide chlorhydrique par une liqueur déci-normale alcaline ou de nitrate d'argent, si l'on opère sur 5 c. c. de suc gastrique comme l'indiquent les auteurs, chaque dixième de centimètre cube de la liqueur employée représente 0 gr. 073 d'acide chlorhydrique par litre. Or quel que soit le réactif employé pour indiquer la fin de l'opération du dosage (teinture de tournesol, phénolphtaléine avec la solution alcaline, ou chromate neutre de potasse, ou alun de fer et sulfocyanure d'ammonium avec le nitrate d'argent), quel que soit le soin apporté par l'opérateur, il est absolument impossible d'apprécier la quantité d'acide chlorhydrique contenue dans un liquide, autrement qu'à un dixième de centimètre cube en plus ou en moins de la solution déci-normale. Or, cette division en plus ou en moins fait que l'évaluation de l'acide chlorhydrique libre n'est juste qu'à 146 millig. près pour 1,000.

Pour faire le dosage de l'acide chlorhydrique libre comme l'indiquent MM. Hayen et Winter, il faut doser l'acide chlorhydrique contenu dans deux quantités égales de suc gastrique, l'une à l'état ordinaire et l'autre après évaporation au bain-marie et dessiccation pendant une heure.

La différence entre les deux, indique la quantité d'acide chlorhydrique libre. M. le professeur Gautier fait remarquer, que cette quantité est augmentée aux dépens de l'acide chlorhydrique faiblement combiné, et que cette cause d'erreur a une importance variable suivant les cas.

Il y a plus, dans tous les procédés indiqués pour faire le dosage de l'acide chlorhydrique libre on a recours à la calcination ; or cette calcination est une cause de perte légère d'acide chlorhydrique.

En opérant sur des liquides d'une richesse connue

en chlorure de sodium ou en acide chlorhydrique, je me suis assuré que si l'on opère sur 5 centimètres, la calcination détermine des pertes qui ne sont pas à négliger. J'ai opéré pour faire cette calcination ou mieux pour faire cette carbonisation, destinée à détruire les matières organiques de trois manières : 1° flamme très douce, 2° flamme d'un bec de Bunsen puissant, 3° moufle. Une flamme très douce demande un temps considérable pour mener à bien la carbonisation et l'on perd un peu plus qu'avec le moufle.

Le bec de Bunsen détermine la perte la plus forte. En moyenne, avec le bec de Bunsen, on perd 0,094 milligr, II Cl. par litre, tandis qu'avec le moufle on ne perd que 0,062 milligrammes.

On ne peut éviter la perte qui tient à la calcination, même bien faite, en ne la faisant pas. Mes tentatives ont toujours échoué. Lorsqu'on a fait évaporer du suc gastrique, qu'on l'a maintenu à siccité pendant une heure au bain-marie bouillant, le résidu de l'évaporation prend une teinte noire d'autant plus marquée qu'il y a davantage d'acide chlorhydrique. Lorsqu'il n'y a pas d'acide chlorhydrique, le résidu est jaunâtre. Dans le premier cas, l'eau qui sert à épuiser le résidu est très foncée : dans le second elle est jaunâtre sale. Dans les deux cas, la teinte est telle qu'on ne peut doser l'acide chlorhydrique exactement, parce que les changements de couleur qui doivent indiquer la fin de l'opération sont difficilement appréciables ; il faut mettre toujours trop de réactif pour qu'un changement de couleur soit net. Si on fait passer l'eau qui a épuisé le résidu sur le noir végétal, animal ou minéral, elle reste encore teintée ; l'opération est presque aussi longue que la calcination et elle n'est pas exacte.

Le réactif de Gunzburg n'a aucune de ces erreurs, et l'on peut apprécier à 20 milligrammes près par litre la quantité d'acide chorhydrique que renferme un liquide. Du reste, le réactif de Gunzburg m'a permis d'évaluer la quantité d'acide chorhydrique libre alors que les procédés ordinaires n'en indiquaient pas. Dans un cas le réactif de Gunzburg a indiqué très nettement 0 gr. 333 milligrammes par litre, alors que le dosage par les solutions titrées n'en indiquait pas.

Avec un peu d'habitude l'opérateur sait facilement, d'après la réaction obtenue par le réactif de Gunzburg avec un suc gastrique, sa valeur en acide chlorhydrique. La comparaison avec les couleurs données par l'échelle est indispensable pour une estimation exacte.

Dans le cas où l'on n'aurait plus du réactif qui a servi à faire l'échelle colorée ; on doit vérifier si le nouveau réactif donne la même réaction avec des liquides de même richesse en acide chlorhydrique, pour continuer à se servir de l'échelle graduée.

On peut se passer d'une échelle de la manière suivante : il suffit d'avoir une solution titrée d'acide chlorhydrique libre par exemple $\frac{1}{1000}$. On opère alors de la manière suivante, 10 gouttes de suc gastrique sont ajoutées à 10 gouttes du réactif de Gunzburg.

Si la réaction est plus forte que celle donnée par $\frac{1}{1000}$ on met 20 gouttes de la solution titrée de $\frac{1}{1000}$ avec 10 gouttes de réactif, de cette manière on obtient une coloration semblable à celle qu'on aurait avec une solution contenant $\frac{2}{1000}$. Si au contraire, la réaction est plus faible que celle de la solution de $\frac{1}{1000}$; on met 5 gouttes de suc gastrique, 5 gouttes d'eau et 10 gouttes de réactif. Le résultat est le même que si l'on opérait

avec 10 gouttes d'une solution de $\frac{1}{2000}$ De même, en met-
tant 5 gouttes du liquide à analyser et d'un autre côté
10 gouttes de la solution titrée, si les colorations obte-
tenues sont semblables, c'est que le suc gastrique renferme $\frac{2}{1000}$. En un mot en se basant sur le fait que *la réaction est proportionnelle à la quantité de liquide employé,*
il est facile avec une seule solution titrée d'acide
chlorhydrique d'évaluer la quantité renfermeé par un
suc gastrique quelconque. L'emploi du réactif de Gunsburg, tel que je l'ai indiqué pour le dosage d'acide
chlorhydrique libre, avec le procédé d'analyse de
M. le professeur A. Gautier, représente un moyen
excellent et rapide de faire une anayse de suc gastrique.
Voici ce procédé tel que l'a décrit son auteur : « Au
contenu de l'estomac, j'ajoute à saturation de la soude
titrée : la quantité *a* qui est nécessaire donne la mesure
de l'acidité totale. J'évapore, calcine le résidu et dose
l'alcalinité *b* de la liqueur; celle-ci correspond aux
acides organiques qui avaient saturé la soude et que la
calcination a transformés en carbonates. La quantité
a-b donne le poids de soude qui s'était unie à l'acide
chlorhydrique libre ou combiné faiblement aux peptones et autres matières organiques. Le dosage du
chlore au moyen des sels d'argent titrés et du bichromate dans le résidu de cette calcination donne, par
différence avec le chlore de HCl, le chlore fixe des
chlorures. »

L'analyse du suc gastrique n'est ordinairement ins-
tructive que si elle est pratiquée dans des conditions
déterminées. Celles-ci sont réalisées par l'analyse du
suc gastrique à la suite d'un repas bien déterminé,
l'estomac étant à jeun. J'ai fini par choisir le repas
suivant :

Repas d'épreuve.

Blanc d'œuf cuit........................	20 gr.
Pain sans sel...........................	40 gr.
Eau distillée...........................	250 gr.

Ce repas se rapproche autant que possible de l'alimentation ordinaire, dans laquelle les albuminoïdes sont à peu près le tiers des hydrates de carbone ; on peut donc penser que le travail de l'estomac produit par son excitation est de même nature, toutes proportions gardées, qu'avec l'alimentation ordinaire. La quantité d'albumine est encore importante, parce qu'elle permet de fixer l'acide chlorhydrique libre comme dans les conditions normales d'alimentation. La température du liquide est à peu près la même, et par suite son excitation ne peut entrer en ligne de compte pour établir des différences.

Enfin, les quantités de chlore contenues dans ces aliments sont tellement minimes qu'elles peuvent être négligées, et, par suite, on peut juger très exactement le travail de l'estomac, au point de vue de la sécrétion chlorée en dosant le chlore. Il ne peut en être de même avec du pain ordinaire, qui renferme plus ou moins de sel, suivant chaque boulanger et la qualité de la farine.

Moment de la journée auquel il convient de faire le repas d'épreuve.

Le repas d'épreuve doit être pris le matin à jeun, l'estomac étant complètement vide depuis longtemps de ses aliments. Chez les dyspeptiques atteints de dilatation de l'estomac prononcée, il arrive très souvent, ainsi que l'a établi M. le professeur Bouchard, que l'on trouve des aliments le matin au réveil.

Il faut s'assurer par l'examen de l'estomac s'il est

vide ou présente quelque liquide. Si le clapotage nettement perçu dans l'estomac indique qu'il y a du liquide,
il faut laver l'estomac avant de faire le repas d'épreuve.

Le lavage de l'estomac sera fait alors simplement
avec de l'eau bouillie ; il faut avoir soin de retirer toute
l'eau du lavage, et il faut savoir que cela n'est pas toujours facile. Il m'a semblé que chez les gens très dilatés,
il se forme parfois des poches distinctes dans l'estomac,
de telle sorte que le lavage peut être incomplet si l'on
n'y prend un soin extrême.

Le lavage fait, il convient d'attendre trois heures au
moins, avant de faire prendre le repas d'épreuve. Ce
temps est nécessaire pour laisser l'estomac revenir à
son état normal, ce repos est même souvent insuffisant,
de telle sorte qu'il est toujours préférable, dans le cas
où il existe des aliments dans l'estomac le matin
à jeun, de faire le lavage la veille au soir. Si l'on
ne prend certaines précautions, ce lavage peut de-
venir excessivement difficile, par suite de la présence
de résidus alimentaires qui viennent boucher les yeux
de la sonde. Faisant un lavage, il m'est arrivé de voir
l'eau du lavage pénétrer assez facilement dans l'estomac, mais n'en pouvoir sortir, je fus obligé de faire une
véritable aspiration. Cela fut facile, parce que mon appareil peut recevoir une poire en caoutchouc disposée
pour faire l'aspiration ou chasser de l'air. Je retirais
beaucoup de détritus alimentaires, puis le lavage se fit
facilement. Pour éviter ce désagrément, il est nécessaire d'obliger le malade à faire son dîner de très bonne
heure, et surtout de le composer d'aliments qui ne
laissent pas de résidu, tels que le lait, les purées, les
œufs, les poudres de viandes, etc. En général, il suffit
de prescrire un dîner léger la veille, pour que le lende-

main leur estomac soit libre et qu'on puisse leur faire faire leur repas d'épreuve (1).

Extraction. — Il faut extraire le suc gastrique après un temps toujours le même chez les divers sujets, pour qu'on puisse comparer le travail de l'estomac dans les mêmes conditions. Je retire le suc gastrique une heure après le repas d'épreuve, en comptant du commencement de ce repas. Ce temps, déjà choisi par M. Hayem et Winter, est suffisant pour juger du travail de l'estomac.

Avant de faire l'introduction de la sonde stomacale pour l'extraction, il est toujours bon de faciliter l'opération pour les malades qui n'ont pas l'habitude du lavage de l'estomac, en anesthésiant leur gorge. Cette anesthésie facilite singulièrement l'extration et la rend presque sans désagrément ; mais il faut quelle soit bien faite.

Je me suis bien trouvé de la pratique suivante : 2 cent. cube d'une solution de chlorhydrate de cocaïne à 1 pour 20, servent à humecter un pinceau coudé pour la gorge. Quarante-cinq minutes après le début du repas, toucher progressivement la luette, les amygdales le pharinx. Recommencer environ toutes les minutes cinq ou six fois ; huit minutes après le dernier attouchement l'heure de l'extraction est arrivée ; à ce moment, l'introduction de la sonde est des plus faciles. Cependant, chez les arthritiques, il persiste toujours des réflexes, qui rendent l'opération un peu plus désagréable.

Appareil pour l'extraction. — Chez les sujets dont

_____

(1) Recommander au malade de bien mâcher son pain et son œuf ; pour peu que ses dents soient mauvaises, qu'il trempe son pain dans son eau.

l'estomac est très contractile, l'extraction du suc gastrique peut se faire avec n'importe quel tube en caoutchouc, mais il n'en est pas de même chez les malades
dont l'estomac est atonique, et cela est assez fréquent.
Pour cette raison, j'ai fait construire un appareil qui
me semble présenter quelques avantages. Il se compose
d'une sonde demi-molle ; d'une poire en caoutchouc
portant une pince à pression. Si l'on presse la poire la
pince étant fermée, la poire fait le vide ; on a ainsi une
aspiration qu'on peut renouveler, aussi souvent qu'on
le juge à propos, sans l'intervention de soupapes qui
peuvent se déranger.

APPAREIL DU Dr FRÉMONT POUR L'ESTOMAC

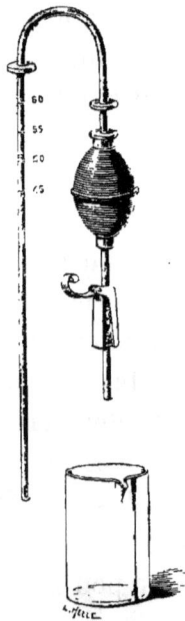
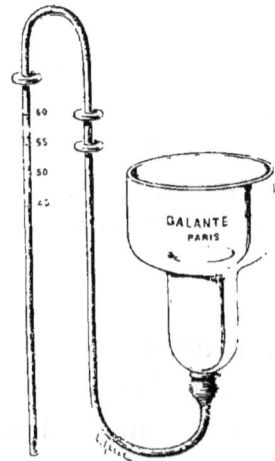

1° Disposé pour l'extraction du   2° Disposé pour le lavage
        suc gastrique.   de l'estomac.

Lorsqu'on ne veut que laver l'estomac, on enlève la
poire en caoutchouc, on la remplace par un tube en
caoutchouc uni à un entonnoir ; et on a ainsi immé- .

diatement, un excellent appareil pour le lavage de l'estomac.

Un des dangers de l'extraction du suc gastrique avec aspiration, est l'application de la muqueuse de l'estomac sur les yeux de la sonde et par suite son pincement. Pour éviter cela, la sonde dont je me sers, est percée à son extrémité et latéralement sur les deux côtés ; de cette manière il est impossible que la muqueuse de l'estomac puisse être attirée et pincée, à moins de supposer que l'estomac soit tellement revenu sur lui-même, qu'il puisse faire à la sonde un doigt de gant parfait. Cela est impossible parce qu'il existe toujours un peu de gaz ou de liquide dans l'estomac.

Avant l'introduction de la sonde, il faut établir la longueur que l'on doit faire pénétrer d'après la situation de l'estomac ; un index mobile en caoutchouc qui se trouve sur ma sonde sert à marquer ce point. Lorsqu'on a introduit la sonde jusqu'à ce que l'index soit au niveau des dents du malade, il arrive souvent que le suc gastrique afflue, chassé par la contraction de l'estomac. Dans le cas contraire on applatit la poire, on ferme la pince, et l'aspiration amène le suc gastrique. Il suffit de le recueillir dans un verre. Si le suc gastrique n'afflue pas, il convient de chasser dans l'estomac un peu d'air avec la poire.

On fait ensuite l'aspiration et le suc gastrique arrive.

Analyse du suc gastrique

Pour faire une bonne analyse de suc gastrique il suffit de recueillir 50 cent c. et même beaucoup moins de suc gastrique.

On le jette sur un papier à filtrer ordinaire, et on fait l'analyse sur le liquide qui a passé. Pour empêcher les fermentations qui pourraient se produire dans le suc gastrique, il est bon d'y ajouter un peu de naphtol qui le conservera indéfiniment. On note la couleur du liquide, la facilité plus ou moins grande avec laquelle il filtre.

Suivant la quantité de suc gastrique retiré on prend 10 à 20 cent. c. de suc gastrique ; avec une solution déci-normale de carbonate de soude on dose l'acidité, on fait évaporer au bain-marie et pendant cette évaporation, on procède à diverses recherches sur le reste du suc gastrique. Le suc gastrique évaporé, on calcine le résidu en ayant bien soin de ne pas dépasser le rouge sombre, et de s'arrêter lorsque la masse charbonneuse est bien sèche ; on laisse refroidir et l'on épuise le résidu par l'eau, que l'on fait bouillir pour faciliter la solubilité des sels ; on filtre, on lave en faisant bouillir de la même manière trois ou quatre fois de suite de l'eau qu'on réunit à la première. Je me suis assuré que la troisième eau ne renferme plus aucuns sels. Au liquide obtenu après filtration, si l'on ajoute 1 goutte de phtaléine, on voit apparaître une coloration rouge indice d'une alcalinité plus ou moins grande. On dose cette alcalinité avec une solution déci-normale d'acide azotique ou d'acide sulfurique.

Dès le mois d'octobre alors que je me servais encore du procédé de MM. Hayem et Winter, je dosais ainsi cette alcalinité après calcination.

Cette alcalinité, produite par la calcination dans un liquide auparavant exactement neutralisé, est produite par la destruction d'une quantité égale d'acides organiques. Depuis, j'ai trouvé ce procédé indiqué par M. le professeur A. Gautier. Il donne en même temps un procédé complet et simple d'analyse de suc gastrique, que je me suis empressé d'adopter. J'ai rapporté plus haut ce procédé en citant textuellement l'auteur ; ce qui suit n'en est que l'explication. L'acidité due aux acides organiques ou Ao, retranchée de l'acidité totale At ; laisse l'acidité due à l'acide chlorhydrique libre ou H et à l'acide chlorhydrique faiblement combiné ou C.

Le chlore total ou T, est dosé dans le même liquide par la solution déci-normale de nitrate d'argent avec du bichromate de potasse. Le chlore des chlorures fixes est représenté par le chlore total, moins celui de l'acide chlorhydrique libre et combiné.

Si l'on dose l'acide chlorhydrique libre avec le réactif de Gunsburg comme je l'ai indiqué, on peut, en employant le procédé de M. A. Gautier, doser, sur un seul échantillon de suc gastrique, l'acide chlorhydrique, libre ou H ; l'acide chlorhydrique faiblement combine ou C, le chlore total ou T, le chlore des chlorures fixes ou F, l'acidité total ou At due à l'acide chlorhydrique et aux acides organiques, et enfin l'acidité due aux acides organiques ou Ao. Ces diverses opérations ne demandent pas plus de 30 minutes, l'évaporation étant faite. L'expérience m'a montré qu'il est bon de compléter cette analyse et de faire les réactions suivantes :

Sucre. — Avec la liqueur de Fheling, voir s'il y a peu ou beaucoup de sucre.

Peptone. — Avec le réactif d'Esbach (1), voir s'il y a beaucoup d'albumine soluble et de peptones.

Si l'on chauffe le précipité il disparaît d'autant mieux qu'il y avait davantage de peptones.

---

(1) Réactif d'Esbach :
Acide citrique.........	20 gr.
Acide picrique.........	10 gr.
Eau distillée......	18 p. 1 litre

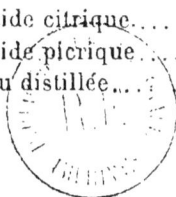

Syntonine : Ajouter au suc gastrique de la soude pour neutraliser exactement, la syntonine se précipite.

Acide lactique (1) *:* Se recherche par le réactif d'Uffelmann.

Lorsqu'on ajoute le réactif d'Uffelmann au suc gastrique qui renferme de l'acide lactique, celui-ci vire au jaune serin brillant. L'acide butyrique donne avec ce réactif un trouble laiteux (2).

Acide acétique et acétates. — Neutraliser exactement le liquide stomacal par la solution de carbonate de soude, y verser 2 ou 3 gouttes de perchlorure de fer, porter à l'ébullition ; il se forme un précipité ocreux d'acétate de fer.

Mucus : L'acide acétique ajouté au suc gastrique forme un précipité.

Le dosage exact de l'acidité due aux acides organiques est un très grand progrès dans l'analyse du suc gastrique, parce que ces acides jouent un rôle considérable dans la symptomatologie des maladies de l'estomac, et qu'il existe assez souvent des acides organiques autres que les acides lactique, acétique et butyrique, qu'on a l'habitude de rechercher sans les doser toutefois. L'analyse du suc gastrique, avec toutes les particularités que j'ai signalées, ne demande pas plus d'une demi heure de travail ; c'est dire que le moyen est à la portée de tous les médecins qui voudront bien se donner la peine de l'apprendre. Or, je pense que ce moyen est aussi précieux pour le diagnostic de cer-

---

(1) Réactif d'Uffelmann : { Perchlorure de fer, 1 goutte dans eau distillée, 20 cc.
{ Solution d'acide phénique à 4 p.0/0, 10 cc.

(2) Ce réactif doit-être préparé au moment de s'en servir.

taines maladies de l'estomac que la constatation de la tumeur ou de l'hématémèse; mais comme ces deux signes, il ne suffit pas à faire la certitude sur la nature d'une maladie stomacale. Cependant l'analyse *bien interprétée* éclaire toujours le médecin, et assez souvent fait la lumière d'une manière absolue. Pour soigner les maladies de l'estomac, il ne suffit pas assurément de savoir faire une analyse de suc gastrique; il faut, comme toujours, être un médecin très instruit et de jugement droit; tenir compte des antécédents héréditaires du malade, du milieu dans lequel il a vécu, de la manière dont il s'est alimenté, des maladies qu'il a éprouvées etc. Tout cela est indispensable ; l'analyse du suc gastrique n'est qu'un moyen de plus d'arriver à la vérité. Non seulement l'analyse du suc gastrique renseigne le médecin sur la nature de .a maladie ; mais elle lui est encore un guide précieux dans les moyens thérapeutiques qu'il doit employer pour traiter les malades. Cela devient chaque jour plus vrai, au fur et à mesure qu'on étudie mieux l'action chimique des médicaments sur l'estomac. Cette étude n'est pas encore faite d'une manière parfaite, mais on est suffisamment avancé, pour en tirer des conclusions pratiques. En 1890 j'ai suivi le cours sur les maladies de l'estomac professé par M. A. Robin, en 91 et 92 celui de M. Hayem. Il me serait facile, avec les notes que j'ai prises, de prouver ce que j'avance ; cela me serait encore facile, en m'appuyant sur 150 observations de dyspeptiques complétées par l'analyse de suc gastrique que j'ai faites depuis. Mais, dans cette courte note, je désire me limiter et n'insister que sur un seul point.

*Les modifications du chimisme d'un estomac recevant
les mêmes aliments, mais dans des circonstances diverses.*

Je ne puis cependant résister au désir de montrer
que cette recherche est parfois extrêmement utile.
Au mois de septembre, je reçus dans mon service à l'hôpital thermal de Vichy un homme jeune encore, qui se
plaignait de dyspepsie ancienne avec phénomènes de
gastralgie intense ; pour laquelle on l'avait envoyé à
Vichy.

Dès le premier jour de son arrivée, cet homme fut
pris, devant moi, le matin à jeun, de douleur excessive
au creux épigastrique, avec vomissements bilieux,
cris, pleurs, etc. Une forte dose de bicarbonate de soude
ingérée ne soulage pas. Deux jours après je fais l'analyse du suc gastrique, la sécrétion stomacale était très
abaissée, il y avait hypochlorhydrie et hypopepsie des
plus marquées. De ce moment, j'ai supprimé les grandes
doses d'eau minérale, et je suis parvenu à être utile à
ce malade en soignant son système nerveux et son estomac. Sans l'analyse du suc gastrique je serais parvenu (peut-être ?), par une observation prolongée à faire
un diagnostic exact, mais avec une grande perte de
temps et une certitude moins absolue.

Mes études sur les variations du chimisme d'un
estomac, ont été faites chez un sujet d'ailleurs bien
portant en apparence, cependant l'estomac est son
organe le plus faible : il a une légère tendance à se
distendre ; il en résulte que le travail intellectuel après
le repas, une alimentation un peu grossière, des boissons trop abondantes, déterminent de la tension
abdominale, et parfois du pyrosis. Avec une vie phy-
sique active cet estomac fonctionne parfaitement bien.

CHIMISME D'UN ESTOMAC AVEC SES VARIATIONS SOUS DIVERSES INFLUENCES

L'extraction du suc gastrique a été faite 60 minutes après l'ingestion des aliments en comptant du début du repas. Les chiffres expriment en acide chlorhydrique les résultats rapportés à un litre de suc gastrique. Ainsi l'acidité organique due aux acides lactique, butyrique, etc., a été évaluée en acide chlorhydrique.

	Pain 60 gr. Blanc d'œuf cuit 10 gr. Thé 250 gr. Séjour au lit	Même repas Marche lente	Même repas 20 minutes de vélocipédie 10 minutes de causerie	Même repas 120 gr. de thé sont remplacés par 120 gr. d'eau d'Hôpital	Même repas Le thé est remplacé par 250 gr. d'eau d'Hôpital	Même repas Précédé du lavage de l'estomac avec 2 litres d'eau naphtolée	Même repas 7 h. 30 et 8 h. du matin 250 gr. d'eau de la Grande Grille à 9 h. repas ordinaire	Lavage de l'estomac avec 2 litres d'eau de la Gde Grille naphtolée à 9 h. repas ordinaire	300 gr. lait
Acide chlorhydrique libre ou H..	0gr410	0gr660	0gr430	1gr100	0gr570	0	0gr290	0gr490	0
Acide chlorhydrique faiblement combiné ou C. Les deux ou H + C....	1gr134 / 1gr175	1gr970 / 2gr630	1gr980 / 2gr410	1gr700 / 2gr800	1gr980 / 2gr550	1gr970 / 1gr970	1gr750 / 2gr040	2gr310 / 2gr700	2gr340 / 2gr340
Chlore total (exprimé en acide chlorhydr.) ou T..	3gr850	4gr230	3gr890	4gr540	4gr530	3gr940	4gr010	3gr850	3gr700
Chlore fixe (exprimé en acide chlorhydr.) ou F..	1gr100	1gr610	1gr300	1gr580	1gr270	1gr970	1gr970	1gr450	1gr360
Acidité totale (exprimée en acide chloryhdr.) ou At.	3gr850	3gr720	3gr210	2gr800	3gr430	2gr770	3gr720	3gr580	3gr800
Acidité organique (expr. en acide chlor.) ou Ao....	1gr530	1gr100	0gr080	0	0gr880	0gr080	1gr680	0gr880	1gr460

Ces expériences ont été faites avec le repas suivant (moins parfait que celui auquel je me suis arrêté depuis):

60 gr. de pain sans sel,
10 gr. de blanc d'œuf cuit,
250 gr. de thé fait avec de l'eau distillée.

Un jour le sujet reste au lit pendant l'heure qui suit ce repas d'épreuve.

Un autre jour il fait une marche lente.

Un troisième jour il fait 20 minutes de vélocipède; en allant assez vite, et cause pendant 40 minutes.

Un quatrième jour, il remplace une partie de son thé par 120 gr. d'eau d'Hôpital de Vichy et fait une promenade lente.

Un cinquième jour il remplace tout le thé par 250 gr. d'eau d'Hôpital et se promène, etc.

Les résultats obtenus sont consignés dans le tableau ci-joint. Ce tableau nous montre que le repos absolu diminue l'excitation des aliments sur l'estomac : toutes les sécrétions sont affaiblies. Cela nous explique l'utilité de ce repos chez les hyperchlorhydriques, chez les malades atteints de la maladie de Reichmann, d'ulcère de l'estomac, etc., dans toutes les maladies en un mot dans lesquelles l'estomac est excité. On sait qu'en Allemagne ce systène du repos est largement prescrit ; trop souvent il l'est sans raison, alors que l'exercice serait bon.

A la colonne 2 du tableau nous voyons que le même repas, sous l'influence de la marche, détermine une augmentation de toutes les sécrétions de l'estomac, sauf de l'acidité due aux acides organiques.

La colonne n° 3 qui donne la secrétion de l'estomac avec le même repas, mais avec 20 minutes de vélocipède, montre des modifications dans le même sens, mais encore plus marquées. L'acidité due aux acides organiques, acides produits par des fermentations microbiennes, fermentations anormales, a presque complèment disparu ; elle est de 0 gr. 80 millig. pour 1 litre de suc gastrique, au lieu de 1 gr. 530 et 1 gr. 100.

Une quantité d'acidité organique si minime est négligeable cliniquement ; bien que je crois à l'exactitude de mon dosage. J'ai opéré sur 20 centimètres cubes de suc gastrique pour diminuer les chances d'erreur dans la mesure du possible.

La diminution de l'acidité organique par le mouvement d'ailleurs léger qui accompagne l'exercice du vélocipède, par la contraction des parois abdominales qui aide à celle de l'estomac disposé à un peu d'atonie, est une constatation importante. Elle nous montre que nous disposons d'un moyen bien simple, pour rendre suffisants tant d'estomacs qui tourmentent leurs propriétaires, en les délivrant de leurs fermentations microbiennes. Cette importance de la contractilité de l'estomac dans le processus de la digestion ; avait du reste été enseignée et démontrée depuis longtemps, par les travaux de M. Bouchard sur la dilatation de l'estomac.

Sous l'influence de 120 grammes d'eau de la source de l'hôpital prise à la source même, remplaçant 120 gr. de thé, on note un fait déjà connu par les expériences chez les animaux (Cl. Bernard) ; mais qu'il est intéressant de vérifier chez l'homme. Cette petite quantité d'eau minérale excite puissamment l'estomac ; la sécrétion chlorée augmente sous toutes ses formes.

C'est particulièrement l'acide chlorhydrique libre qui croît, 1 gr. 100 au lieu de 0 gr. 41, 0,66 et 0,43 d'acide chlorhydrique libre par litre. A cette dose énorme d'acide chlorhydrique libre, apparaît, alors, son pouvoir anti fermentescible. L'acidité due aux acides organiques a disparu.

On comprend dès lors pourquoi, de petites doses d'eau de Vichy réussissent aux dyspeptiques hypochlorhydriques ; elle nous explique aussi pourquoi ces petites doses font disparaître les sensations si pénibles de pyrosis dues aux acides de fermentations, qui sont si fréquentes au début d'un grand nombre de dyspepsies.

Cette expérience nous montre aussi que l'eau de Vichy, à petites doses, peut aggraver l'état des dyspeptiques-hyperchlorydrique, des estomacs irrités. J'ajoute volontiers, que mon observation chez mes malades me confirme de tout point dans cette conclusion tirée de l'expérimentation.

Le même repas, mais avec 250 grammes d'eau d'Hôpital au lieu de thé, excite moins l'estomac, mais l'acidité organique reparaît.

Le lavage de l'estomac avec de l'eau de Vichy naphtolée, suivi d'un repas dans lequel le thé est remplacé par 250 grammes d'eau d'Hôpital, montre que l'acidité due aux acides organiques est presque nulle, bien que l'acide chlorhydrique libre n'existe pas.

La septième expérience montre que le même repas, précédé de l'ingestion de 500 grammes d'eau de la Grande-Grille de Vichy ; diminue l'excitation de l'estomac, mais favorise l'acidité par fermentations anormales. C'est, en quelque sorte, la contre-partie de l'expérience avec une petite quantité d'eau de Vichy. Il faut donc donner d'assez grandes quantités d'eau aux estomacs excités, aux hyperchlorhydriques.

Mais elle nous montre aussi que, s'il y a des fermentations anormales chez ces malades; il faut savoir y joindre les lavages appropriés.

La dernière expérience, dans laquelle le repas d'épreuve a été remplacé par une quantité sensiblement égale de lait, nous montre que cet aliment est le moins excitant. Le chlore total est le plus bas. Il est d'autre part celui avec lequel le travail utile a été le plus grand ; l'acide chlorydrique combiné est beaucoup plus élevé que dans tous les autres cas. En revanche, l'acide chlorhydrique libre est tombé à zéro.

On comprend donc pourquoi le régime lacté est si utile aux malades atteints d'ulcères de l'estomac, puisque l'exagération de l'acide chlorhydrique libre semble être la cause de leur affection.

J'ai tenu à borner cette note à l'exposé de recherches sur les moyens d'analyse du suc gastrique, et sur les variations du chimisme d'un même estomac. Je n'ajouterai qu'un mot pour dire que les sensations de pyrosis, de brûlure, d'aigreur, de chaleur, si souvent perçues par les malades, ne sont pas dues à l'acide chlorhydrique libre, mais bien aux acides de fermentations anormales.

Pour le vérifier, j'ai mis la valeur de 18 grammes d'acide chlorhydrique, dosés avec une solution titrée alcaline, dans 120 grammes d'eau, et je l'ai bu immédiatement après mon déjeuner, qui est mon repas principal.

Je n'ai ressenti qu'une sensation un peu âcre dans la bouche et la gorge ; quatre heures après j'ai commencé à éprouver une sensation pénible à l'estomac, mais différente du pyrosis. Je n'ai pas voulu continuer l'expérience plus loin, et l'ingestion d'un grand verre d'eau de Vichy avec 3 ou 4 grammes de bicarbonate de soude fit disparaître cette sensation, et la fin de la digestion fut parfaite.

L'analyse chimique de mon suc gastrique m'a démontré que la quantité d'acide chlorhydrique est normale ; par conséquent cette énorme quantité d'acide chlorhydrique ingérée était en plus. D'autre part, la quantité d'alcalins employés pour saturer l'acide chlorhydrique ingéré, etait tellement au-dessous de ce qui était nécessaire pour le neutraliser complètement, qu'il faut convenir qu'il peut exister une grande quantité d'acide chlorhydrique libre dans l'estomac, sans que le malade éprouve de sensation douloureuse, ou même pénible, à condition que la muqueuse de l'estomac soit saine. Nous savons, du reste, qu'alors même que la muqueuse est altérée, errodée, si le système nerveux n'est pas excité, il peut y avoir peu de douleur ; puisque l'ulcère de l'estomac, peut ne se révéler que par une perforation ou une hémorrhagie mortelle.

La contre-partie de cette expérience, est tirée d'une analyse de suc gastrique, chez le même sujet qui s'est soumis aux expériences rapportées plus haut et qui est bien portant, bien que son estomac ait de la tendance à l'atonie musculaire. A la suite d'un repas ordinaire, composé de viandes, légumes, très peu de vin etc., mais absorbé rapidement, l'esprit préoccupé, ce sujet se met immédiatement à un travail de tête étant assis. Une heure et demie après la fin du repas, tension à l'estomac, sensation pénible, chaleur et enfin brulûre, pyrosis.

Ces phénomènes croissent peu à peu pendant une demi-heure ; à ce moment de suc gastrique est retiré ; sensation de soulagement. Le liquide a une odeur d'acide acétique.

L'acide chlorhydrique libre semble être nul par l'analyse chimique au moyen de liqueurs déci-normales ; cependant il en existe un peu ; le réactif de Gunzburg employé comme je l'ai indiqué montre qu'il y a 0 gr 333 d'acide chlorhydrique libre par litre de suc gastrique. L'acidité due aux acides organiques est de 2 gr 63 $^o/_{oo}$.

Cette acidité, indice de fermentations microbiennes ; a non seulement la propriété de déterminer des sensations pénibles, de troubler la digestion, mais encore elle excite beaucoup l'estomac. Cela est d'autant plus important à noter qu'elle est fréquente chez les hyperchlorhydriques d'intensité moyenne.

Rien qu'en la combattant par les moyens appropriés, on ramène le calme chez les malades et leur chimisme à l'état normal.

Malheureusement ces fermentations ont une tendance à se reproduire : la fermentation acétique est en particulier très tenace.

En dehors des antiseptiques, des lavages, de l'alimentation laissant peu de résidus, des aliments très divisés, pour être digérés plus facilement, des boissons peu abondantes, il est un excellent moyen de diminuer les fermentations anormales ; c'est de faire contracter l'estomac par la marche active, la gymnastique, les efforts : équitations vélocipédie, etc. L'importance de la contraction de l'estomac, qui empêche sa dilatation, a été bien établie par les travaux de M. Bouchard ; cette étude ne fait que le rappeler.

Mes recherches m'ont permis de démontrer ce que beaucoup soupçonnaient, peut-être même savaient, mais sans preuve absolue ; les effets différents voire contraires de l'eau de Vichy, suivant la manière de la prendre. Cela fait comprendre combien son usage doit être employé avec connaissance de cause ; sous peine d'un résultat nul, insuffisant ou même fâcheux. J'ajouterai qu'il en est de même de tous les moyens proposés pour traiter toutes maladies de l'estomac ; puisque nous voyons un moyen si bon, si généralement utile, l'exercice, pouvoir être nuisible chez les hyperchlorhydriques avancés. Il y a donc des gens qui ne doivent pas cher cher à digérer avec leurs jambes, sous peine d'augmenter encore leur maladie de l'estomac.

Actuellement le médecin a un moyen de plus de se renseigner pour porter un diagnostic exact : l'analyse du suc gastrique ; ce moyen n'a rien de difficile ; il devra être employé toutes les fois que les procédés anciens de la clinique pourront laisser quelque doute sur la nature d'une affection de l'estomac.

CONCLUSIONS

1° Le réactif de Gunzburg à la phloroglucine et vaniline permet de doser l'acide chlorhydrique libre du suc gastrique aussi exactement que les liqueurs titrées. Ce moyen, employé avec la méthode d'analyse du suc gastrique de M. le professeur Ar. Gautier donne une analyse complète en trente minutes.

2° Le repos est utile aux hyperchlorhydriques ; l'exercice aux hypochlorhydriques et surtout aux dyspeptiques avec fermentations microbiennes.

3° Une petite dose d'eau de Vichy augmente la sécrétion de l'estomac, particulièrement en acide chlorhydrique libre ; une dose forte d'eau de Vichy diminue, puis fait disparaître l'acide chlorhydrique libre de l'estomac.

4° Par suite, une faible dose d'eau de Vichy peut faire disparaître les fermentations anormales ; une forte dose les augmente.

5° Un estomac sain peut supporter de grandes quantités d'acide chlorhydrique libre sans éprouver de sensations pénibles ; ce sont les acides de fermentations et particulièrement l'acide acétique qui déterminent le pyrosis.

6° On ne peut juger du chimisme d'un estomac par l'utilité apparente de l'ingestion d'acide chlorhydrique. De petites doses d'acide chlorhydrique qui empêchent les fermentations peuvent paraître utiles à des malades hyperchlorhydriques et cela pendant assez longtemps.

7° Toutes les fois que l'hyperchlorhydrie s'accompagne de fermentations microbiennes, ce qui est très fréquent (sauf dans les cas d'hyperchlorhydrie excessifs), il faut ajouter un antiseptique à l'eau alcaline du lavage sous peine d'augmenter les fermentations anormales.

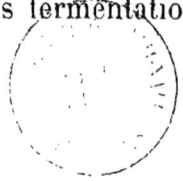

PARIS. — IMPRIMERIE F. LEVÉ, RUE CASSETTE, 17.

www.ingramcontent.com/pod-product-compliance
Lightning Source LLC
Chambersburg PA
CBHW071424200326
41520CB00014B/3562